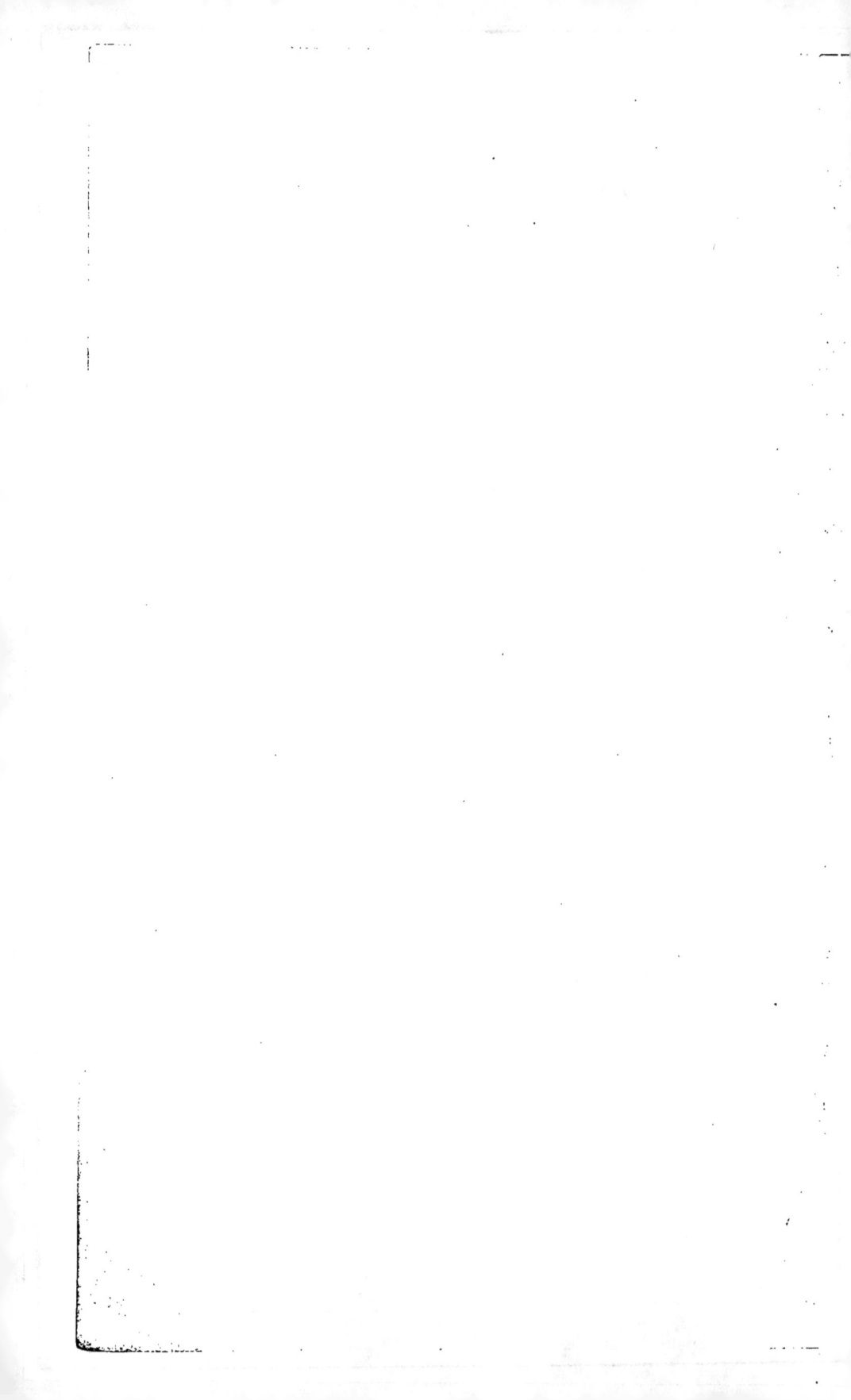

CONSIDÉRATIONS ÉLÉMENTAIRES

SUR

L'HYGIÈNE DE L'ALIMENTATION

PENDANT LE PREMIER AGE

PAR LE Dr BEDOIN

Membre correspondant de la Société de Médecine, de la Société de Médecine pratique
et de la Société de Médecine publique et d'Hygiène professionnelle de Paris ;
— des Sociétés de Médecine de Lyon, de Rouen, de Nancy ; —
de la Société médicale d'émulation de Montpellier ; —
de la Société de Médecine et de Chirurgie de Bordeaux ;
— de la Société Médico-chirurgicale de Liége
et de la Société de Médecine d'Anvers.

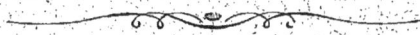

BORDEAUX

IMPRIMERIE G. GOUNOUILHOU
11, RUE GUIRAUDE, 11

1878

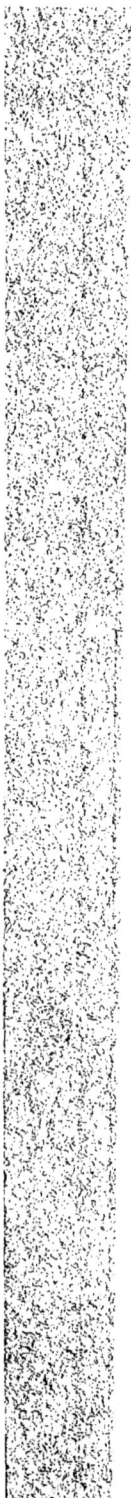

CONSIDÉRATIONS ÉLÉMENTAIRES

SUR

L'HYGIÈNE DE L'ALIMENTATION

PENDANT LE PREMIER AGE

CONSIDÉRATIONS ÉLÉMENTAIRES

SUR

L'HYGIÈNE DE L'ALIMENTATION

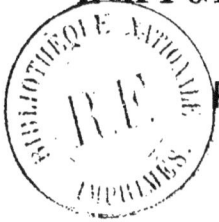

PENDANT LE PREMIER AGE

PAR LE Dr BEDOIN

Membre correspondant de la Société de Médecine, de la Société de Médecine pratique
et de la Société de Médecine publique et d'Hygiène professionnelle de Paris ;
— des Sociétés de Médecine de Lyon, de Rouen, de Nancy ; —
de la Société médicale d'émulation de Montpellier ; —
de la Société de Médecine et de Chirurgie de Bordeaux ;
— de la Société Médico-chirurgicale de Liége
et de la Société de Médecine d'Anvers.

BORDEAUX

IMPRIMERIE G. GOUNOUILHOU

11, RUE GUIRAUDE, 11

—

1878

AVANT-PROPOS

———

La principale cause de l'excessive mortalité des enfants en bas-âge, révélée par d'incontestables et nombreuses statistiques, réside, aux yeux de l'immense majorité des médecins et des hygiénistes, dans la grande fréquence des affections des voies digestives, le plus souvent causées, entretenues ou aggravées par les erreurs de toute sorte que l'on commet dans leur nutrition, et en particulier dans l'alimentation des nourrissons. C'est ce qui nous a engagé à présenter ici des considérations élémentaires sur cet important sujet, dans l'espoir que les personnes qui s'occupent, à divers titres, de puériculture, pourront y trouver quelques indications utiles.

———

CONSIDÉRATIONS ÉLÉMENTAIRES

SUR

L'HYGIÈNE DE L'ALIMENTATION

PENDANT LE PREMIER AGE

————

Économie générale de l'alimentation pendant le premier âge.

La première, la seule idée qui vienne à l'esprit de la plupart des personnes en entendant pleurer les petits enfants, c'est qu'ils demandent à téter. Avant de leur donner le sein, on devrait s'assurer qu'ils en ont réellement besoin et ne jamais le leur présenter dans le but unique d'apaiser leurs cris, comme le font presque toutes les mères ou nourrices. « Il ne faut pas croire, dit » Cazeaux [1], que le cri soit toujours l'expression d'une » souffrance ou d'un besoin réel. L'enfant crie comme » nous parlons : bien souvent c'est seulement un acte par » lequel il signale son existence individuelle, et, durant » les premiers temps, il lui est tellement habituel » qu'il paraît parfois y trouver une certaine jouissance. » Qui sait si ces cris ne sont pas la seule traduction à la portée de l'enfant des impressions infiniment variées produites sur lui par le monde extérieur dont chaque objet, chaque fait nouveau l'étonne. N'oublions pas, que, comme tous ses organes, son système nerveux est au complet, qu'il est aussi entré en fonctions, et que,

[1] *Traité d'accouchements,* page 966.

notamment, les sensations et les phénomènes réflexes qui en dérivent existent chez le nouveau-né. Quoi d'extraordinaire alors à ce que les impressions innombrables qu'il reçoit du milieu absolument nouveau où il se trouve placé, ne pouvant se traduire par aucun geste ni aucune parole, en soient réduites, pour se manifester, à la seule expression mimique qui soit dans ses moyens? Bref, le cri est loin de correspondre nécessairement au besoin de téter. A ce propos, nous ne partageons pas la manière de voir quelque peu spécieuse de Cazeaux quand il indique (¹) à quels signes on peut reconnaître les cris qui se rapportent réellement à la faim. Ce n'est point sur des bases aussi contestables que nous chercherons à établir quels intervalles il convient de mettre entre les repas de l'enfant.

Mais, nous dira-t-on, pourquoi alors se tait-il le plus souvent quand on lui donne le sein? A cela, il est permis de répondre qu'on lui offre ainsi une diversion qui le *distrait*. S'il avait un caprice instinctif, une velléité vague, une sensation quelconque, — grâce à cette merveilleuse mobilité d'impressions qui existe déjà chez lui et dont, plus tard, les enfants nous fournissent des preuves si frappantes, — l'attention du nouveau-né sera détournée de son premier objet, et, tout entier au plaisir que lui procure sa gourmandise, il oubliera totalement son ancienne préoccupation.

D'ailleurs on se ferait une étrange illusion si l'on regardait comme inoffensive cette habitude de donner à tout propos à téter à l'enfant. Elle présente au contraire de nombreux inconvénients : voici les principaux. En premier lieu, on surmène de la sorte les voies digestives encore si délicates auxquelles on refuse, pour ainsi dire,

(¹) *Traité d'accouchements*, page 967.

tout répit et tout ménagement. Hier encore, dans le sein
de la mère, les fonctions de l'appareil gastro-intestinal du
nouveau-né étaient, qu'on nous passe l'expression, à
l'état de pure virtualité; l'existence des divers organes de
ce même appareil pouvait sembler n'être qu'une vaine
superfétation, puisque les éléments nutritifs, puisés dans
l'organisme maternel, parvenaient tout élaborés à l'enfant
par l'intermédiaire de la circulation. Aujourd'hui que
toute connexité a disparu entre lui et sa mère, il est
devenu absolument indispensable qu'il apprenne à ne plus
compter que sur lui-même pour préparer les matériaux
de sa nutrition propre. Il faut donc inaugurer ses voies
digestives jusqu'alors sans emploi et dont l'apprentissage
est tout entier à faire; il faut donc, pour ainsi dire,
entreprendre l'éducation de chacune des fonctions secon-
daires qui constituent la nutrition : sécrétions diverses,
mouvements spéciaux de certains organes, réactions
chimiques, absorption, etc.

Tout le monde conviendra que l'inexpérience complète
des organes de l'enfant et l'excessive délicatesse de leur
structure primordiale commandent les plus grands ména-
gements dans leur première mise en œuvre. Il est logique de
ne pas leur imposer dès le début une besogne trop pressée
et incessamment renouvelée, qu'on peut regarder même
comme au-dessus de leurs forces. Que font cependant la
plupart des mères et des nourrices? Elles donnent à téter
à tort et à travers, ne songeant pas que « les enfants se
» trouvent toujours mal d'une alimentation irrégulière
» qui tantôt met trop de distance entre les repas, et
» tantôt charge coup sur coup leur estomac d'une
» nouvelle quantité de lait, sans leur laisser le temps de
» digérer celui qu'ils viennent de prendre (¹). » Elles

(¹) *Traité d'accouchements*, page 966.

» devraient, au contraire, sagement régler leur alimentation, ce qui permettrait d'éviter « ces régurgitations
» acides, ces indigestions de lait caillé qui annoncent
» toujours une mauvaise digestion », et de prévenir «cet
» énorme embonpoint, ces joues bouffies, cette couleur
» mate de la peau qui est quelquefois l'indice d'une
» constitution débile ([1]). »

Plus explicite encore que Cazeaux, nous croyons qu'on
serait en droit de faire remonter maintes prédispositions
aux affections digestives dont souffrent les adultes à ces
écarts de régime continuels qu'on a fait subir à la majorité des enfants de tout âge. En effet, après avoir, pour
ainsi dire, créé de toutes pièces chez le nourrisson des
caprices d'appétit en lui donnant à téter sans rime ni
raison, on les entretient presque toujours en cédant plus
tard à des exigences qu'on favorise en ne sachant ou en
ne voulant pas y résister. A tout instant de la journée, ce
sont des aliments, des gâteaux, des sucreries, des bonbons
qu'on donne tantôt pour calmer les trompeuses réclama-
tions d'un appétit factice, tantôt pour acheter, par le
plus détestable des marchés, la cessation d'une scène de
pleurs et de cris. N'est-ce pas là véritablement tyranniser
tous les organes de la digestion? Et, pour citer seulement
les glandes salivaires, gastriques et intestinales, croit-on
que c'est impunément qu'on les surmène ainsi pendant
le jeune âge, en sollicitant sans trêve ni merci, par
l'ingestion presque continuelle de substances alimentaires,
les sécrétions nécessaires au travail digestif? Que de
germes de dyspepsie ne fait-on pas naître de la sorte ([2]) !

([1]) *Traité d'accouchements*, page 968.

([2]) D'accord avec la plupart des médecins, M. le Dr Bouchut pense qu'une
des principales causes de la mortalité des petits enfants est l'indigestion, ou
en d'autres termes les maladies occasionnées par les vices d'une alimentation

Si l'on prend comme terme de comparaison la répartition journalière des repas chez l'adulte, telle que l'ont
faite les habitudes modernes, rien ne semble moins y
préparer les enfants que cette fâcheuse coutume de leur
donner à tout propos des aliments, quelle que soit leur
forme, au lieu de régler leur appétit. Il est incontestable
qu'à la longue on finit par susciter artificiellement chez
eux de nouveaux besoins de prendre de la nourriture à
chaque heure du jour et de la nuit, pour ainsi dire, et
qu'on se croit obligé de satisfaire d'importunes sollicita-
tions dont les concessions antérieures constituent la seule
raison d'être. Sans doute, il faut donner à téter aux nourrissons plusieurs fois par jour et même la nuit, ainsi que
nous le verrons plus loin; mais à mesure qu'ils avancent
en âge, il convient d'éloigner graduellement les heures
de ces premiers repas, tout en en maintenant la régularité, de manière à arriver progressivement au sevrage, et
à l'institution d'une alimentation appropriée qui devra
tendre à se rapprocher petit à petit, *sous tous les
rapports,* de celle de l'adulte. Cette méthode est évidemment celle qui permettra avec le plus de facilité d'ache-
miner les facultés digestives de l'enfant vers leur fonc-
tionnement définitif qui comporte trois à quatre repas
réguliers par jour.

Allaitement maternel. — La première nourriture du
nouveau-né est le lait ([1]). Les lois de la nature ajoutent :

•

défectueuse, par exemple l'entérite et la pneumatose intestinale, affections
excessivement fréquentes et meurtrières. (Discussion sur les causes de
l'excessive mortalité des nouveau-nés et des enfants en bas-âge, au Congrès
international d'hygiène et de sauvetage de Bruxelles, en 1876.)

([1]) Nous renvoyons aux ouvrages de physiologie et d'obstétrique pour ce
qui regarde le lait en général, la lactation, etc., ne nous occupant ici que du
lait envisagé comme aliment et de l'allaitement.

le lait de femme, et de préférence le lait maternel (¹).

Examinons donc, en les comparant, l'allaitement par la mère, par les nourrices, et l'allaitement au moyen du lait d'animal, — enfin l'allaitement mixte, qui consiste à suppléer à l'insuffisance accidentelle du lait de femme, en donnant à l'enfant, par surcroît, une autre nourriture que celle qu'il puise dans le sein de sa mère ou de sa nourrice.

« Le lait de la mère, dit Cazeaux (²), est certainement » la nourriture qui convient le mieux à l'enfant; c'est » celle que la nature lui a destinée. Aussi, toutes les fois » que la femme jouit d'une bonne santé, lorsque aucune » maladie grave n'a diminué ses forces, quand il n'existe » aucun antécédent de famille dont on puisse redouter » l'influence héréditaire, tous les intérêts se réunissent » pour l'engager à céder au vœu de la nature. Quant à la » vigueur de la constitution, aux qualités du lait, au » développement des mamelles, il ne faut pas, à l'égard » des mères, se montrer aussi sévère qu'on doit l'être » envers les nourrices... Nous en voyons souvent dont le » lait est peu abondant et de médiocre qualité faire de » leurs enfants de très beaux élèves, et, chose singulière, » si ces mêmes femmes viennent à prendre un nourrisson, » celui-ci dépérit faute d'une alimentation suffisante.

» Sans admettre que l'allaitement préserve les femmes » récemment accouchées d'une foule de maladies aux- » quelles elles sont exposées quand elles ne nourrissent

---

(¹) « L'allaitement maternel, d'après M. Devilliers (Rapport sur l'hygiène de l'enfance et la mortalité des enfants du premier âge, lu à l'Académie de Médecine, séance du 3 février 1874), réduit au faible chiffre de 15 à 16 °/₀ la mortalité des enfants en bas-âge qui, dans les conditions de l'alimentation artificielle, atteint parfois les proportions effrayantes de 50 à 60 °/₀. » (*Gazette hebdomadaire de médecine et de chirurgie*, 1874, n° 6, page 89.)

(²) *Traité théorique et pratique de l'art des accouchements,* page 959.

» pas, tout en reconnaissant qu'il les expose d'une manière
» toute spéciale aux fissures du mamelon, aux engorge-
» ments et aux abcès du sein, je le crois si utile à l'enfant
» que je le conseille toutes les fois qu'il n'y a pas une
» contre-indication formelle, telle qu'une constitution
» éminemment lymphatique, l'existence d'une affection
» dartreuse ou une prédisposition héréditaire ou autre à
» la phthisie pulmonaire. »

Il est bon de ne pas trop s'arrêter aux objections basées
sur la brièveté et la rétraction du mamelon. On y remédie
souvent par l'emploi préalable de quelques expédients, tels
que des titillations et des succions répétées, ainsi que
l'application de bouts de sein, dans les derniers mois de
la grossesse. Du reste, cette imperfection est très susceptible de disparaître, quoiqu'on n'ait pas employé ces
moyens curatifs avant la fin de la gestation. Nous avons
présent à l'esprit l'exemple d'une jeune femme que nous
avons assistée dans ses secondes couches et qui assurait
être incapable de nourrir, ayant le bout d'un sein rentré.
Elle avait, disait-elle, essayé d'allaiter son premier enfant
qui n'avait jamais réussi à téter que d'un seul côté, et
elle avait dû y renoncer. Effectivement un des mamelons
était comme atrophié et aplati. Cependant nous insis-
tâmes; quelques succions furent conseillées ainsi que
l'application d'un bout de sein; le nouveau-né en tétant
compléta lui-même la besogne, et l'allaitement, pratiqué
alternativement des deux côtés, fut mené à bonne fin, à
l'avantage de la mère et de l'enfant, qui est devenu
superbe.

De plus sérieuses difficultés à l'allaitement résident
dans la production des érosions et excoriations, des
gerçures, fissures et crevasses du mamelon, enfin des
abcès du sein. Les premières de ces affections ne diffèrent

guère les unes des autres que par leur étendue, leur profondeur et leur situation. Nous ne parlerons pas des divers traitements qu'on leur oppose, d'autant plus qu'ils sont malheureusement sans efficacité absolue dans beaucoup de cas, et que du reste ils sont indiqués partout. Quant aux engorgements du sein, qu'ils se développent spontanément, ou, comme cela arrive le plus souvent, après des excoriations, des fissures ou des crevasses du mamelon, ils sont très fréquents chez les femmes qui nourrissent et aboutissent presque toujours à la production d'abcès, qu'on est inévitablement obligé d'ouvrir. Beaucoup de ces abcès ont une évolution très rapide et se guérissent aussitôt percés ; d'autres, au contraire, ceux qui sont liés à des engorgements laiteux consécutifs eux-mêmes à des crevasses, sont sujets à récidiver et deviennent un obstacle formel à la continuation de l'allaitement dont les premiers ne nécessitaient qu'une simple suspension tout à fait passagère.

Les lésions si tenaces du mamelon que nous avons énumérées tout à l'heure sont la cause de souffrances aiguës qui arrivent parfois à un tel degré d'intensité qu'on est obligé de prescrire la cessation de l'allaitement. La même nécessité s'impose, non seulement dans le cas de maladies aiguës quelconques qui surviendraient chez la mère dont alors le lait disparaît généralement tout seul, mais encore quand la sécrétion lactée subit, pour une cause ou pour une autre, une altération dans sa qualité ou dans sa quantité (¹).

C'est dans ces diverses circonstances que se présente

(¹) Il est généralement admis que le lait des femmes qui sont réglées et surtout de celles qui sont enceintes finit par devenir insuffisant en qualité et en quantité pour l'alimentation des nourrissons. Néanmoins, il y a de nombreuses exceptions.

d'office l'alternative de confier l'enfant à une nourrice, de lui donner du lait d'animal ou de le sevrer prématurément. Nous examinerons plus loin ces diverses solutions.

On peut dire que le liquide lactescent contenu dans les mamelles de la nouvelle accouchée (colostrum) est apte à fournir immédiatement les éléments de la première nourriture du nouveau-né : nous en avons la preuve dans ce qui se passe chez les animaux. A ce point de vue, la mère serait donc à la rigueur en état de donner le sein à son enfant aussitôt après sa naissance. Néanmoins l'usage a prévalu de la laisser se reposer quelque temps et de donner au nouveau-né toutes les deux heures environ, à partir de la première après sa venue au monde, quelques cuillerées à café d'eau sucrée tiède qu'on aromatise le plus souvent avec un peu d'eau de fleurs d'oranger. Mais il est bon de ne pas retarder de plus d'une journée le moment où l'on permettra à la mère d'offrir à téter à son enfant, car on admet à juste titre que les qualités laxatives du colostrum facilitent l'expulsion du méconium. D'ailleurs, en tétant, le nouveau-né favorise la « montée » du lait, et les succions, tout en dégorgeant chaque fois un peu les seins, façonnent le mamelon et atténuent la fièvre de lait.

Il est clair que, les premières fois, il faudra surveiller ces essais et s'assurer qu'il tette bien réellement, sans que sa respiration soit gênée. Dans quelques cas, la brièveté du frein de la langue constitue une entrave aux mouvements de succion ; il faut alors le sectionner. Cette opération des plus simples s'appelle, en termes vulgaires : « couper le filet ».

A cette première période, l'enfant doit téter toutes les deux heures au plus, et il ne faut pas craindre d'interrompre son sommeil pour lui offrir le sein, quand le moment en est venu, ou pour l'exciter à téter encore quand les premières succions ont été, comme cela arrive toujours, peu nombreuses et séparées par quelques instants d'intervalle, par conséquent insuffisantes, et qu'il a fini par s'endormir à la mamelle.

Lorsque survient la fièvre de lait, ordinairement très atténuée si la mère a commencé à nourrir dès le premier jour, il peut arriver que les seins deviennent très engorgés et douloureux et que l'allaitement soit rendu difficile pendant vingt-quatre à trente-six heures. On y remédie en provoquant, à l'aide de moyens appropriés appliqués dans l'intervalle des repas du nouveau-né (cataplasmes émollients, fomentations adoucissantes, applications d'ouate), la sortie de l'excédant de lait qui entretient momentanément cette fluxion.

La régularité qu'il convient d'apporter dans l'allaitement est sans doute une nécessité d'hygiène dont nous croyons ne pas avoir surfait l'importance. Mais on se tromperait en considérant comme indifférente la quantité d'aliments à laisser ingérer, sous prétexte « que les enfants ayant le privilége de rejeter le trop-plein de leur estomac, il n'y a pas grand inconvénient à ce qu'ils en prennent un peu plus que ce qui leur est absolument nécessaire (¹). » Il nous est impossible de souscrire à l'espèce de bill d'innocuité que semble délivrer aux indigestions trop fréquentes des nourrissons le savant auteur dont l'ouvrage, resté classique, fait autorité en pareilles matières. Nous croirions ainsi encourager les mères à faire naître chez leurs enfants des habitudes de gloutonnerie qu'il serait ensuite difficile de corriger, et

(¹) Cazeaux, *Traité d'accouchements*, p. 966.

dont les conséquences, pour l'hygiène de l'appareil digestif, peuvent devenir sérieuses à la longue.

Malheureusement nous ne sommes en mesure de donner aucun indice de la quantité de lait à laisser prendre au nouveau-né, d'autant plus que ses besoins réels croissent tous les jours, et qu'en outre ils diffèrent beaucoup de l'un à l'autre suivant des dispositions natives incontestables, mais impossibles à prévoir comme à expliquer (¹). Nous conseillerons donc aux mères de s'en rapporter à l'instinct de leur nourrisson, *mais seulement pour les premiers jours,* et de se baser sur la quantité de lait qu'il aura ingérée *sans le rejeter* en tétant chaque fois à discrétion, pour déterminer approximativement son rationnement ultérieur, ainsi que la durée de ses repas.

Quant à leur nombre, il faut se garder d'envisager comme absolues les indications qu'on a coutume de formuler à cet égard. D'abord tout dépend de la quantité de lait qu'absorbe l'enfant chaque fois qu'il prend le sein. Et puis, il faut tenir compte des divergences individuelles : tous les enfants de même âge n'ont pas les mêmes besoins, tous les laits ne sont pas également nutritifs, etc., etc. On pourrait même émettre cette idée que le mode de répartition et le nombre des repas du nouveau-né ne saurait être l'objet d'aucun précepte absolu, et qu'il suffit de subvenir libéralement à sa nutrition, sous la double réserve d'y mettre une constante régularité, et de diriger l'allaitement de manière à préparer en temps utile ses voies digestives au sevrage.

(¹) Suivant des expériences déjà anciennes de M. Natalis Guillot, un enfant robuste exigerait 1,000 grammes de bon lait par jour pendant le premier mois, et plus de 2 kilogrammes ensuite ; son accroissement quotidien serait de plus de 50 grammes. Suivant nous, ce chiffre est trop élevé.

2

Mais il est indispensable d'indiquer au moins des moyennes et de ne pas donner carte blanche à l'initiative très souvent irraisonnée des mères, à la plupart desquelles de telles généralités ne suggèreraient rien de récis.

Au fur et à mesure que l'enfant grandit, il sera mis au sein de moins en moins souvent : toutes les trois heures après les vingt ou vingt-cinq premiers jours, toutes les quatre heures vers l'âge de cinq mois, puis trois fois par jour vers le septième mois. Pour la nuit, la mère ne devra plus donner à téter que trois fois vers le troisième ou le quatrième mois; puis, un mois à six semaines après, deux fois seulement, au commencement et à la fin de la nuit. Il faut assurément une certaine fermeté pour résister à des pleurs qu'on attribue toujours au besoin de manger; mais le lait des femmes qui nourrissent est d'autant plus abondant et nutritif qu'elles prennent un repos plus réparateur, et les repas de l'enfant gagneront largement en quantité et en qualité ce qu'ils perdraient comme fréquence.

L'époque à laquelle on commence à donner à l'enfant une nourriture autre que le lait de la mère varie beaucoup suivant les localités et suivant les habitudes en cours dans les diverses classes de la société. Il s'en faut pourtant que la chose soit sans importance. Il est des contrées où, dans certaines familles, on a l'habitude de faire prendre aux enfants des bouillies, des soupes presque aussitôt après leur venue au monde. C'est là, nous n'hésitons pas à le dire, une détestable pratique que condamnent à la fois le simple raisonnement et l'expérience. Est-il logique d'imposer à de jeunes organes encore si délicats une nourriture relativement grossière quand on sait que le lait de femme offre le type le plus

parfait de l'aliment substantiel et facile à digérer, à
cause de sa forme liquide et de son homogénéité? Pour
quelques rares bébés qui semblent s'être impunément
tirés de cette malsaine épreuve, combien y ont puisé le
germe de troubles digestifs plus ou moins graves qui
pourront constituer plus tard de véritables maladies!
Combien dont l'appareil gastro-intestinal en a immédiatement souffert, et dont, par suite, la nutrition a été
viciée! Et ceux qui paraissent avoir très bien supporté
cette alimentation *contre-nature*, serait-il raisonnable de
penser que leur constitution eût été moins vigoureuse
si on les eût mis et gardés exclusivement au sein?

Nous conseillons formellement de ne jamais leur
donner autre chose que du lait avant l'âge de six à sept
mois au plus tôt. Il nous semblerait même plus avantageux d'attendre le huitième mois, ce qui est très
praticable si l'on a suivi la gradation précédemment
indiquée pour l'allaitement.

Les premiers aliments légers qu'on donne d'ordinaire
à l'enfant doivent être choisis de manière à ne pas
surprendre ses voies digestives par un brusque change-
ment de nourriture. Dans ce but, il est avantageux de
l'habituer préalablement au lait de vache en lui en
faisant prendre pendant quelques jours alternativement
avec le lait maternel. Puis on essaiera d'y mêler de la
farine de froment, de riz, de la fécule de pomme de
de terre, de l'arrow-root, et d'en faire de petites
bouillies très claires d'abord qui seront soumises à une
cuisson convenable. Quelques cuillerées à bouche matin
et soir seront bien tolérées; ensuite viendront les pâtes
alimentaires, les panades, les bouillons gras, bientôt
additionnés de pain en petite quantité, les œufs cuits à
la coque ou sur le plat, le jus de viande, un peu d'eau

rougie sucrée. Enfin, on en arrivera à laisser sucer aux enfants de petits morceaux de volaille, de viande rôtie et peu cuite et manger du pain.

Le fruit qu'on recueille en suivant cette gradation est de les accoutumer peu à peu aux aliments à mesure qu'on les déshabitue du sein qui, comme nous l'avons vu, leur est présenté de moins en moins souvent. Ainsi, vers le huitième mois, on ne leur donnera à téter que deux ou trois fois par jour, puis vers le neuvième ou le dixième, une ou deux fois, en cessant complètement pendant la nuit.

Cette méthode qui, sauf la question de la période à laquelle on l'emploie, est d'un usage à peu près universel, aplanit singulièrement les difficultés offertes quelquefois par le sevrage, tant du côté de l'enfant qui finit le plus souvent par prendre une préférence sensible pour les aliments, que du côté de la mère dont le lait diminue ainsi progressivement, sa sécrétion n'étant plus sollicitée que par des succions de plus en plus rares.

Sevrage. — Certains enfants font de grandes difficultés pour renoncer au sein de leur nourrice. Dans ce cas, on a l'habitude de chercher à les en dégoûter, en appliquant sur le mamelon des substances d'un goût ou d'une odeur désagréables, comme la moutarde, l'aloès, etc. Cet expédient n'offre, selon nous, aucun inconvénient et réussit à peu près toujours.

D'une manière générale, les enfants peuvent être sevrés à l'âge de douze à quinze mois, mais il est des circonstances dans lesquelles il convient de prolonger davantage leur allaitement. Tel est, par exemple, le cas d'accidents morbides sérieux occasionnés par la dentition ; tel est encore le cas d'enfants très faibles dont les facultés digestives n'auraient pas encore acquis le développement nécessaire à l'assimilation d'aliments autres que le lait.

De même, ce ne sera qu'en présence de nécessités absolues se rapportant à l'état de santé de l'enfant, et après avoir essayé sans succès des ressources offertes par les divers genres d'allaitement, qu'on devra se résigner à un sevrage anticipé.

La question est du reste des plus litigieuses et l'on est loin de s'entendre sur l'époque moyenne à laquelle il est généralement possible de cesser de nourrir. Les termes que nous avons indiqués plus haut sont certainement au nombre des plus précoces; quelques auteurs veulent qu'on attende jusqu'à dix-huit et même vingt mois, ce qui nous semble excessif, hors, bien entendu, le cas de maladie ou de faiblesse extrême de l'enfant.

Une condition essentielle doit être réalisée à l'époque du sevrage : la présence des huit à dix premières dents, lesquelles sont appelées à subvenir aux premiers essais de mastication. Quant au moment préférable, on s'accorde généralement à recommander l'intervalle d'une évolution dentaire à une autre, à cause de l'accalmie temporaire qui s'est faite dans l'organisme révolutionné pour ainsi dire en entier par le travail de la dentition.

Dentition. — En effet, sans parler des anomalies d'évolution qui portent sur la forme, le nombre, la direction et l'emplacement des dents, leur volume, leur développement, leur structure et leur disposition — anomalies sans influence appréciable sur la santé générale — les accidents de l'éruption dentaire et surtout ceux de la *première dentition* acquièrent souvent une certaine gravité. Beaucoup d'états pathologiques de là première enfance s'y rattachent d'une manière plus ou moins directe.

Localement, le travail de la dentition donne lieu à du prurit des gencives(¹), à de la salivation, de la stomatite, et quelquefois au développement d'adénopathies sous-maxillaires et cervicales. A nos yeux, ces derniers phénomènes ne se rencontrent guère que lorsqu'il s'est produit des érosions de la muqueuse buccale ou de l'épiderme des joues et du menton (croûtes laiteuses) sous l'influence d'un flux salivaire exagéré et d'une sécrétion dont les réactions sont devenues plus actives.

Sans nier en aucune façon la part que les influences dites *sympathiques* (phénomènes réflexes) (²) doivent avoir dans la détermination des accidents *généraux* de la dentition, il est permis d'attribuer une action coopérative en ce sens aux désordres fonctionnels qui ont leur siége dans la cavité buccale et plus spécialement dans l'appareil salivaire, dont le produit a subi d'incontestables changements quant à sa quantité et à sa qualité. On peut au moins admettre légitimement, selon nous, que ces troubles des organes où se passent les préliminaires de la digestion (³), contribuent à altérer

---

(¹) Pour y remédier, « les *hochets* ont leur utilité; les enfants les portent instinctivement à la bouche, les pressent contre les gencives. A défaut de ces objets plus ou moins durs (or, ivoire, cristal, racine de guimauve), ils mordillent leurs doigts. » (Michel Lévy, ouvrage cité, t. I, p. 117.) Il est certain qu'ils apaisent ainsi les picotements souvent douloureux dont leur bouche est le siége.

(²) Le développement considérable des relations nerveuses de la muqueuse buccale et des glandes salivaires est une preuve indirecte de cette assertion, et la connexité nerveuse (glosso-pharyngien et pneumogastrique) de l'œsophage et de l'estomac avec ces glandes explique leur action mutuelle. (Voir Küss, *Cours de Physiologie,* réd. par le Dr Duval, p. 239 et suivantes.)

(³) C'était un des principes de physiologie des anciens : *Prima digestio fit in ore*, etc.

l'harmonie de l'ensemble de ses actes et à produire tantôt des vomissements, de la diarrhée, de l'entérite, tantôt de l'inappétence, de la constipation, de l'embarras gastrique, auxquels succèdent souvent de graves symptômes cérébraux. Plus difficiles à expliquer ainsi sont les ophthalmies, les états catarrhaux du nez, des oreilles ; les phénomènes fébriles avec localisations hypérémiques diverses (bronchites, etc.) ; enfin les états convulsifs si variés semblant indiquer de redoutables affections du système nerveux central.

Ce qu'il y a de rassurant dans ces circonstances, c'est que le plus souvent rien n'est plus simple que de diagnostiquer la cause d'un appareil symptomatique quelquefois imposant et que les moyens les plus élémentaires en ont bien vite raison, tantôt en favorisant la sortie des dents, tantôt en calmant les douleurs locales parfois très vives, tantôt enfin en produisant une sédation générale (bains tièdes).

La dentition comprend deux périodes : la seconde, dont nous n'avons pas à nous occuper pour le moment, a lieu vers l'âge de sept ans et correspond à l'évolution du système dentaire définitif.

La *première dentition*, au contraire, commence dès le septième ou huitième mois, par l'apparition d'un premier groupe de dents, les deux incisives médianes de la mâchoire inférieure, qui se montrent en même temps ou à quelques jours d'intervalle, sauf dans les cas anormaux. Puis vient une période de repos qui dure quelques semaines et après laquelle surgissent les dents de la deuxième série, toutes situées à la mâchoire supérieure. Ce sont d'abord les deux incisives médianes, puis les deux autres : leur évolution, qui demande environ un mois pour s'effectuer, se place du dixième ou douzième mois.

Aussitôt après commence l'apparition du troisième groupe dentaire, entre le douzième et le quinzième mois. Ce sont les quatre premières molaires et les deux incisives latérales de la mâchoire inférieure, lesquelles se montrent en général après les molaires.

A dater du moment où cette troisième série de dents est sortie jusque vers l'âge de un an et demi, le travail dentaire est suspendu pour ne reprendre que dans les cinq ou six mois subséquents, par l'évolution des quatre canines qui mettent près de trois mois à sortir et font le plus souffrir, étant obligées de se frayer un passage entre les autres.

Enfin, après un temps d'arrêt très prolongé, se montrent les quatre dernières molaires.

Il s'en faut de beaucoup que la succession que nous venons d'indiquer soit invariablement suivie par la nature. Au contraire, on observe souvent, même dans l'état physiologique, de notables écarts portant soit sur l'ordre d'apparition des dents, soit sur le temps qu'exige leur percée, soit enfin sur la durée des trèves qui existent entre l'évolution des divers groupes précédemment signalés. C'est là une des causes de l'impossibilité d'assigner au sevrage des époques absolues.

Quoi qu'il en soit, à l'âge de deux ans à deux ans et demi l'enfant possède ordinairement vingt dents qui doivent lui suffire jusqu'à la deuxième dentition. A ces vingt dents *primitives* ou *dents de lait* qui sont toutes *temporaires* viennent se joindre, vers la fin de la quatrième année ou plus tard, deux nouvelles molaires *permanentes* à chaque mâchoire (ce seront les premières grosses molaires du système dentaire définitif).

Alimentation après le sevrage. — Nous avons peu de

chose à ajouter à ce qui a été dit plus haut sur la néces·
sité de régler les repas des enfants.

Aussitôt sevrés, ils en feront cinq, puis, plus tard,
selon les habitudes de la famille, quatre par jour, mais
pris à *heures fixes* et composés d'aliments appropriés à
leur âge.

Ainsi, les premiers jours après le sevrage, il sera
prudent de s'en tenir à peu près exclusivement aux
substances alimentaires auxquelles on a eu recours en
dernier lieu; puis, petit à petit, la nourriture deviendra
plus substantielle, et bientôt l'enfant pourra être en
mesure de *manger de tout,* ce qui est une excellente
habitude à lui donner à tous les points de vue. Avec un
peu de tact, une mère, une nourrice intelligente sauront
vite quelle quantité d'aliments il faut laisser prendre à
l'enfant pour subvenir largement à sa nutrition sans
dépasser la mesure; avec un peu de raison et de fermeté,
elles ne lui laisseront rien manger entre ses repas, ni
substances alimentaires proprement dites, ni gâteaux, ni
sucreries, si malsaines à l'estomac des bébés.

Telle est notre manière de voir; mais nous ne nous
faisons pas l'illusion de croire que nous convaincrons
personne sur ce dernier sujet.

En général, les soupes et potages gras ou maigres, au
pain ou aux pâtes, les œufs, le lait, les viandes de mouton
et de bœuf en ragoût ou mieux encore rôties et peu
cuites, les poissons légers, la volaille, les légumes,
surtout les légumes frais et connus comme peu lourds,
le fromage, les fruits mûrs pris avec discrétion, les plats
sucrés et gâteaux dits de « ménage », etc., et le vin
coupé de trois quarts d'eau comme boisson, tels sont
les principaux éléments dont il nous semble avantageux
de composer l'alimentation des enfants après le sevrage.

Ajoutons qu'un tel régime est excellent et des plus hygiéniques pour les grandes personnes, et que par conséquent
rien ne les oblige à ne pas l'adopter pour elles-mêmes.

Nous proscrivons pour les bébés ces espèces de *pâtées*
que dans les campagnes on décore souvent du nom de
soupes de ménage, les œufs durs, le porc et le veau, la
charcuterie, certains poissons lourds à l'estomac,
certains coquillages, le homard, les crabes, etc., les
choux, les haricots, etc., cuits à l'eau ; les fruits verts,
les bonbons souvent malsains, le vin pur, le café (noir
ou au lait), les liqueurs spiritueuses, etc.

Un léger repas le matin au lever, deux repas, puis
plus tard un seul repas substantiel vers le milieu du
jour, un goûter sommaire vers quatre heures, enfin le
repas du soir ('), voilà le mode de répartition qui nous
semble le plus en harmonie avec les habitudes générales
et les besoins des enfants.

Allaitement par les nourrices. — L'allaitement par les
nourrices est de rigueur, s'il existe dans la santé de la
mère ou dans sa conformation physique un obstacle *réel*
à l'allaitement, ou s'il se rencontre tel antécédent de
famille ou telle affection acquise dont il y ait lieu de
redouter l'influence héréditaire ou la transmission directe
comme les grandes névroses, la chorée, l'hystérie, l'épi-
lepsie, le cancer, la scrofule, la syphilis, la phthisie, l'al-
coolisme confirmé, etc. Dans ces cas, le médecin doit sans
hésiter défendre à la mère de nourrir son nouveau-né et
conseiller de le donner à une nourrice, ce qui est incontes-
tablement le meilleur mode d'alimentation à substituer à
l'allaitement maternel.

(¹) Il faut éviter de coucher les enfants immédiatement après leur souper
qui alors se digère mal.

Le même avis sera donné dans le cas où un événement imprévu viendra subitement obliger à le faire cesser : crevasses très douloureuses, engorgements et abcès graves des seins, suppression ou appauvrissement brusque et durable du lait, quelle qu'en soit la cause, et, bien entendu, altérations profondes et réelles de la santé de la mère.

On charge généralement le médecin du choix de la nourrice. C'est là pour lui une obligation des plus délicates. Il faut en effet le plus souvent se résigner à un examen superficiel de quelques instants, renoncer absolument à la visite des parties génitales, visite dont le refus s'explique assez bien de la part des nourrices honnêtes, — enfin se faire une opinion motivée sans avoir pu recueillir d'une manière positive quelques indices authentiques sur les antécédents de famille, les maladies antérieures, etc. — Comment déjouer la ruse et la dissimulation, si on les soupçonne dans les réponses qui vous sont faites? Et sera-t-on en droit, après l'examen le plus complet, de certifier autre chose que l'état *actuel* de la santé de la nourrice? N'existe-t-il pas des affections redoutables dont les symptômes extérieurs paraissent et disparaissent alternativement, en laissant subsister l'infection générale?

Il ne faut donc pas se faire illusion et regarder comme susceptible de certitude l'avis que le médecin est appelé à donner, même après la visite la plus complète, même quand on s'est adressé au praticien le plus expérimenté.

Ce n'est évidemment point une raison, quand on fait appel à l'opinion d'un homme de l'art, pour que celui-ci apporte une coupable légèreté dans l'examen de la femme qui se présente comme nourrice et ne procède pas en toute conscience. Plus il réunira d'indices dans l'un ou dans l'autre sens, plus sa manière de voir pourra se rapprocher de la vérité absolue. En ne négligeant rien de ce qui est susceptible de l'éclairer et en formulant ensuite son appréciation avec les réserves qu'il croit avoir à émettre, il aura fait pleinement son devoir.

Pour l'examen d'une femme qui s'offre comme nourrice, il nous paraît nécessaire de procéder avec méthode : voici quel pourrait être, à notre avis, l'ordre à apporter dans une visite supposée complète, quand bien même il faudrait découvrir successivement les diverses parties du corps à examiner. On jugera par un coup d'œil d'ensemble de la conformation générale et de la santé apparente de la nourrice. Puis on passera à l'inspection successive des différentes parties, en commençant par la tête. Sans attacher d'importance à l'abondance et à la couleur de la chevelure, il faudra s'assurer qu'il n'existe ni calvitie, ni alopécie, ni lésion diathésique du cuir chevelu, telle que l'impétigo et les teignes. Les oreilles ne devront présenter ni écoulements purulents, ni plaies ulcéreuses, pas plus que le nez : certaines formes de coryza ulcéreux et d'otorrhées sont souvent des manifestations d'un tempérament scrofuleux. La même raison devra faire exclure des femmes qui seraient atteintes de telles ou telles formes d'ophthalmies liées à la même cause, comme aussi d'adénites strumeuses ou de cicatrices d'abcès froids occupant les régions sous-maxillaire ou cervicale. L'intégrité de la muqueuse buccale, et même jusqu'à un certain point celle de l'appareil dentaire sont de bonnes conditions qu'il est avantageux de trouver réunies, bien qu'il ne faille pas être trop exigeant au sujet des dents, sous peine de trouver difficilement la perfection à cet égard. Et ici nous ne considérons le bon état de la dentition que comme un élément important d'une saine digestion et par suite d'un bon lait, la sécrétion lactée étant dans un rapport étroit avec la nutrition propre de la nourrice.

L'examen du thorax doit révéler une poitrine suffisamment large et régulière, une respiration aisée et normale, des seins bien conformés, quel qu'en soit le volume, sans ulcération, cicatrice ni induration suspectes, dont le mamelon soit bien conformé et dont l'aréole soit assez large, un peu foncée, et offre de petits tubercules. Il faut que la pression du pourtour du mamelon fasse sourdre le lait par dix à quinze petits trous. En en recueillant quelques gouttes dans une cuiller, s'il se trouve opaque, bien lié, homogène, d'une densité moyenne, et exempt de toute odeur ou saveur étrangères, il y aura de fortes présomptions en faveur de sa bonne qualité. L'examen microscopique ou à son défaut l'emploi des instruments destinés à faire apprécier rapidement la proportion de crème, — qui est la partie vraiment nutritive du lait — fournira un supplément de certitude à ce sujet. Il est bon d'ailleurs de ne pas faire porter cet examen sur les premières portions de lait extraites d'un sein qui n'a pas été vidé depuis quelque temps, et qui sont toujours plus séreuses que les suivantes. Enfin, un bon criterium de la nutritivité du lait d'une nourrice est l'état de santé de son propre enfant : il est alors, on le comprend, indispensable de s'assurer qu'il ne reçoit aucune autre nourriture (¹).

(1) Dans une discussion engagée cette année (1876) devant l'Académie de médecine sur l'allaitement des nouveaux-nés, on s'est préoccupé des moyens les plus propres à constater la qualité du lait. Les uns accordent à l'analyse chimique une importance capitale, les autres croient que le meilleur lait, de quelque façon qu'il réponde à l'analyse, est celui qui fait le plus prospérer l'enfant. Nous sommes pleinement de cet avis. Or, il est une méthode excellente qu'il serait très avantageux de voir vulgariser, et au moyen de laquelle on peut s'assurer aisément, et pour ainsi dire jour par jour de la prospérité des enfants : c'est la méthode des *pesées*. La moyenne d'accroissement journalier comme poids est de 25 grammes ; quelques bébés en gagnent quotidiennement 50 à 60 (Bouchut).

L'abdomen n'est guère susceptible de présenter beaucoup de lésions pouvant motiver le refus d'une nourrice.
Il importe qu'il soit, comme le reste du corps, exempt
d'éruptions spécifiques, d'ulcérations, de cicatrices de
mauvaise nature, de tumeurs suspectes. La présence de
hernies n'a aucune importance, mais il faudrait impi-
toyablement refuser toute femme dont les viscères
présenteraient une altération organique quelconque.

La visite rarement praticable des organes génitaux
devra faire constater leur parfaite intégrité, sous le rapport
des affections vénériennes. Il est de première nécessité
que les ganglions inguinaux, la peau et la muqueuse des
parties sexuelles soient absolument indemnes sous ce
rapport. Quant aux écoulements simplement leucor-
rhéiques, il vaudrait peut-être mieux, de crainte d'erreur
de diagnostic, pouvoir refuser les femmes qui en sont
atteintes. Mais cette infirmité tend à devenir si commune,
et son influence sur la lactation est le plus souvent si
insaisissable, qu'il ne serait guère sage de se montrer
très rigoureux sur cette question.

L'examen des membres ne mérite guère de considérations spéciales, sauf la nécessité de s'assurer que la femme
qui se présente comme nourrice porte les traces mani-
festes d'une vaccination réussie. Il ne doit y avoir aucune
glande, aucune tumeur douteuse dans l'aisselle. Quant au
développement musculaire, indice assez sûr de la vigueur
de la constitution, il est avantageux d'en tenir compte.

Enfin, le médecin s'efforcera de compléter sa visite
par un interrogatoire adroit, portant sur les antécédents
de famille et les anamnestiques.

Tel est selon nous le type dont l'on ne saurait trop
chercher à se rapprocher dans l'examen médical d'une
femme qui s'offre pour nourrir. On nous pardonnera

d'être entré dans de si longs détails, en songeant que l'allaitement peut être la cause ou tout au moins l'occasion soit de la ruine soit de la consolidation définitive de la santé des enfants.

Il ne faut pas croire que la sécrétion lactée est d'autant plus copieuse que la femme a été déjà plus souvent mère. Néanmoins il est préférable de choisir une femme qui ait déjà élevé un ou même deux enfants, parce qu'elle sera plus expérimentée et qu'il sera plus facile d'avoir des renseignements sûrs touchant la quantité et la durée de son lait. De plus elle sera moins impressionnée qu'une primipare par l'éloignement de son propre enfant.

Il faut autant que possible prendre une nourrice entre vingt et trente-cinq ans, et il convient que son lait ait au moins six semaines à deux mois, non pas que plus jeune et par conséquent plus semblable au lait maternel à cet égard, il ne fût plus approprié aux facultés digestives du nouveau-né, mais parce que ce n'est que vers cette époque que les organes de la nourrice sont revenus à leur état normal et qu'elle peut être considérée comme rétablie des suites de ses propres couches. La limite moyenne qu'il est bon de ne pas dépasser pour l'âge maximum du lait est de huit à dix mois, car plus tard il ne présenterait plus au même degré les qualités nécessaires à l'alimentation du nourrisson, et comme la plupart des femmes ne peuvent guère allaiter plus d'un an et demi à deux ans consécutifs, la sécrétion mammaire serait dans le cas de se tarir avant le moment normal du sevrage.

Le plus grand nombre des conseils que nous avons formulés pour l'allaitement maternel peuvent s'appliquer à l'allaitement par les nourrices, sauf quelques restrictions qu'il convient d'indiquer.

Pour ne pas priver le nouveau-né des effets salutaires

du colostrum que secrètent les seins de la nouvelle accouchée, lequel est en quelque sorte un laxatif naturel chargé de faciliter l'expulsion du méconium et constitue un aliment plus approprié que le lait de la nourrice aux facultés digestives de l'enfant, on a proposé de conseiller à la mère de commencer à l'allaiter durant les premiers jours : la lactation ainsi prolongée jouerait alors le rôle d'une sorte d'émonctoire naturel qui sauvegarderait jusqu'à un certain point les femmes des accidents divers auxquels les exposent leurs couches.

Mais cette manière de voir ne laisse pas que d'être spécieuse. En outre, il est aisé de remédier par l'emploi de quelques petits moyens bien simples aux inconvénients supposés de la concentration d'un lait de deux à six mois, comme est celui de la nourrice, et la cessation brusque d'un allaitement entrepris et continué pendant plusieurs jours nous paraît, ainsi qu'à Cazeaux, grosse de périls pour la mère (engorgements, abcès des seins, etc.)

Le premier jour de sa naissance, l'enfant ne prendra que de l'eau sucrée ou miellée, par cuillerées à café. Le plus souvent il se débarrassera ainsi de son méconium, et l'on pourra lui donner ensuite le sein de la nourrice, en alternant pendant la première semaine avec de l'eau sucrée à doses de moins en moins répétées.

Quand le nouveau-né vient de téter, il est tout à fait exceptionnel que les mamelles de sa nourrice soient dégorgées, et il sera bon de chercher à obtenir ce résultat, soit en lui laissant pendant quelques jours son propre enfant, soit en employant des moyens artificiels (¹). Seulement, eu égard aux particularités ci-dessus indiquées

(¹) Cataplasmes émollients (farine de lin, etc.), succions pratiquées par une autre personne et même par de tous jeunes animaux (chiens nouveau-nés, par exemple.)

relativement à la différence de concentration du lait suivant qu'on considère ou non les premières portions recueillies, on fera bien d'exiger, si cela se peut, qu'elle réserve toujours le premier lait à son nourrisson (¹).

Hygiène des femmes qui nourrissent. — Les femmes qui allaitent doivent vivre dans de bonnes conditions hygiéniques, sous peine de ne pouvoir fournir à leur nourrisson qu'une nourriture imparfaite. En premier lieu,

(¹) Voici de judicieuses remarques extraites d'un article écrit par M. Blachez dans la *Gazette hebdomadaire de médecine et de chirurgie* (1876, nº 45, p. 705), sur l'*alimentation des nouveau-nés*, à propos de la discussion ouverte à ce sujet à l'Académie de Médecine : « Est-il besoin de répéter que l'allaitement » par une nourrice, si favorable à l'enfant quand il est sérieusement pratiqué, » entraîne une foule d'inconvénients, dont un des principaux est de placer » dans les conditions les plus fâcheuses l'enfant de cette même nourrice, » exposé à son tour à tous les dangers contre lesquels on cherche à garantir » son frère de lait ? Et dans combien de cas cet allaitement par la nourrice » est-il convenablement surveillé ? Il suffit d'assister à une consultation dans » un hôpital d'enfants pour voir dans quel état reviennent une foule de » prétendus nourrissons. A quelle nourriture ont été condamnés tous ces » petits êtres, étiolés, languissants, séniles, qui viennent encombrer nos » hôpitaux, et dont les organes digestifs, surmenés, épuisés, n'assimilent » plus aucun aliment ?.....

» Dans l'état actuel des choses, les nourrices sur lieux rendent de signalés » services et permettent d'élever dans les villes, sous les yeux des parents, » bien des enfants auxquels le lait maternel fait défaut et qui sont placés » dans de mauvaises conditions pour l'allaitement artificiel.

» Ce que nous disons pour les nourrices sur lieux est-il applicable aux » nourrices qui viennent chercher dans les villes les enfants qu'elles » doivent allaiter et élever à la campagne? Nous ne le croyons pas. Dans la » grande majorité des cas, les enfants qui leur sont confiés courent des » risques de toute nature, à commencer par celui de recevoir une nourriture » toute différente de celle qu'on s'est engagé à leur donner. L'expérience » prouve tous les jours que les nourrices, désireuses de garder leur lait pour » leur propre enfant, donnent de bonne heure à leur pensionnaire des » aliments de toute nature; qu'elles agissent de même lorsque leur lait » commence à se tarir; que leur ignorance, leur incurie exposent l'enfant à » toutes sortes de dangers; qu'elles ne soupçonnent les maladies qu'alors » qu'elles ont déjà déterminé des désordres irrémédiables; qu'elles dégui- » sent l'état de souffrance des nourrissons pour ne pas être obligées de les » rendre aux parents et de perdre les profits qu'elles en tirent..... »

il importe que, autant que possible, leur alimentation soit saine, abondante, tonique et répartie en repas réglés et tempérants. Leur sommeil doit être respecté (¹) : nous avons dit qu'il fallait s'affranchir de bonne heure des exigences d'enfants qui *ont l'air* d'avoir besoin de téter à tout instant de la nuit. Enfin sous le rapport du milieu où elles vivent, il convient que les femmes qui nourrissent trouvent réunies les circonstances les plus favorables : qu'elles habitent des lieux salubres et aérés, qu'elles prennent de l'exercice en ne fuyant ni le grand air, ni le soleil, mais en se précautionnant contre les refroidissements (les seins doivent en être soigneusement préservés à cause de leur facilité à s'engorger).

Nous leur conseillerons en outre de ne pas craindre les bains tièdes comme soins de propreté. Mais nous ne saurions trop les engager à éviter toutes les causes d'émotion violente, en tâchant au besoin de surmonter une impressionnabilité excessive et de faire appel, le cas échéant, à tout le calme et le sang-froid dont elles sont capables.

Les préceptes généraux que nous venons de rappeler, ainsi que d'autres qui ont trouvé place dans les pages précédentes, s'appliquent aux nourrices aussi bien qu'aux mères qui allaitent leurs propres enfants, avec cette différence que, dans la pratique, à moins d'avoir chez soi la nourrice qu'on a choisie, il est à peu près impossible de faire mettre ces conseils à exécution, moins à cause des obstacles résultant des diverses positions sociales, qu'à cause de l'innombrable quantité de préjugés qui règnent dans bien des pays en ces matières.

(¹) C'est là une des raisons qui motivent, pour les femmes qui nourrissent, la nécessité de renoncer aux habitudes mondaines, surtout, bien entendu, celles qui consistent à passer les nuits au bal, au spectacle. Les causes multiples d'émotions diverses qu'on y trouve souvent ne peuvent d'ailleurs pas être considérées comme sans danger pour l'allaitement.

Allaitement par une femelle d'animal. — Il est des cas où le médecin doit se résigner à ne pas se voir écouté dans les conseils touchant les avantages de l'allaitement maternel, et, à son défaut, de l'allaitement par les nourrices. Quelquefois alors on se décide à faire nourrir l'enfant par une femelle d'animal à laquelle on fait souvent ingérer, sur l'avis du médecin, telles ou telles substances médicamenteuses dans le but d'en imprégner son lait et d'agir ainsi sur le nourrisson. On n'emploie guère dans ce but que les chèvres, les brebis, les ânesses ou les vaches, les chèvres surtout qui se dressent facilement à offrir spontanément leur mamelle et qui sont les moins turbulentes. On comprend qu'il importe toutefois dans ces cas d'être vigilant à cause des accidents variés dont ce genre d'allaitement peut être l'occasion. Le lait d'ânesse a plus d'analogie avec celui de femme ; mais on le réserve pour l'élevage au biberon, faute de pouvoir facilement et sans danger l'administrer à la mamelle de l'animal.

Allaitement mixte. — Dans d'autres circonstances, la mère, sans être dans l'impossibilité absolue de nourrir, n'est pas assez bien partagée sous le rapport du lait pour suffire à l'alimentation de son enfant ; — ou bien elle est réellement de complexion trop délicate pour y subvenir longtemps et assez largement ; — ou bien enfin, elle voit en pleine santé son lait diminuer, puis disparaître rapidement. Il n'est pas toujours possible, en ce cas, de recourir à une nourrice. Quelquefois, surpris par le temps, on n'en peut trouver une convenable. D'autres fois, les mères ne veulent pas en entendre parler. Il faut alors se résigner à faire appel à l'allaitement mixte, c'est-à-dire à suppléer au moyen d'une nourriture étrangère à l'insuffisance du lait maternel.

Les premiers jours, celui-ci pourra suffire, et présentera même certains avantages dont nous avons parlé plus haut. Mais il convient cependant de ne pas attendre trop longtemps, de peur que l'enfant, trop habitué au sein, ne puisse ensuite prendre autre chose, et ne vienne à souffrir de la pénurie de la sécrétion laiteuse.

D'une manière générale et pendant tout le temps que durera l'allaitement, le lait de vache ou de chèvre sera le seul succédané du lait maternel. Il ne faudra absolument aborder les panades, les bouillies, les petits potages, etc., avant l'époque du sevrage. Nous avouons ne pas comprendre le conseil que nous avons lu dans un ouvrage pourtant très bon, de sevrer les enfants nourris de la sorte plutôt que les autres, vers le neuvième ou le dixième mois; nous croyons, au contraire que l'emploi prématuré de ces aliments a presque toujours de tristes résultats, surtout chez les enfants des grandes villes. Ceux-ci, souvent placés dans de mauvaises conditions hygiéniques, offrent une susceptibilité intestinale que ne présentent pas, en général, les enfants robustes des campagnes, dont les facilités digestives sont beaucoup plus développées (¹).

Allaitement artificiel. — Le mode le plus défectueux d'alimentation pour le nouveau-né est l'allaitement

(¹) « Disproportionnée avec les facultés digestives de l'enfant, une alimentation prématurée est la source d'un grand nombre d'incommodités et de maladies ; c'est aussi là, comme l'a prouvé Jules Guérin, l'une des causes ordinaires du rachitisme. » (Michel Lévy, *Traité d'hygiène*, t. I, p. 892.) Il faut donc proscrire sans pitié tout ce qui n'est pas du lait pendant les premiers mois. Nous ne faisons pas même d'exception en faveur des *farines* prétendues *nutritives* et des compositions plus ou moins ingénieuses prônées dans les journaux ou ailleurs comme remplaçant le lait. Que dirons-nous des femmes qui sont toutes glorieuses de voir leurs enfants ou leurs nourrissons manger de la soupe à un et à deux mois, boire du vin à trois et ingérer de la viande à six ?

artificiel, surtout dans les villes où il devient à peu près impossible d'avoir du lait de vache pur, et où de bonnes conditions atmosphériques ne viennent pas, comme à la campagne, atténuer les inconvénients de cette méthode.

Le lait de vache, qui est de beaucoup le plus usité, est celui de tous les laits d'animaux qui se rapproche le plus du lait de femme. Trop riche pour les besoins du nouveau-né, il doit être coupé avec de l'eau ou des décoctions anodines ([1]), aux trois quarts pendant la première semaine, à moitié pendant le premier mois, au quart du troisième au sixième; on le donne alors pur.

Il convient de chauffer légèrement le lait qu'on présente aux enfants, de manière à lui donner à peu près la température qu'il a en venant d'être trait. S'il est destiné à être additionné de liquides aqueux, ceux-ci seuls seront suffisamment chauffés pour que le mélange ait une température convenable. Jamais le lait ne devra être bouilli, car il perd ainsi beaucoup de ses qualités, ni trop longtemps gardé, à cause de sa promptitude à s'altérer.

L'époque à laquelle il devient possible d'adjoindre au lait quelques bouillies, puis petit à petit des aliments solides, ne diffère guère de celle qui a été indiquée pour l'allaitement mixte. Nous renvoyons aux préceptes formulés à cette occasion pour ceux à suivre dans le cas actuel.

Quant aux instruments employés pour faire boire les enfants, ceux qui aujourd'hui sont presque exclusivement usités sont les biberons de divers modèles ([2]). Les plus simples et peut-être les meilleurs sont ceux qui consistent en une petite fiole bouchée avec une petite éponge

---

([1]) Décoctions d'orge, de mie de pain, de gruau, de riz, légèrement sucrées.

([2]) Il existe une infinité de *biberons* dits « *perfectionnés* »; la plupart ont du bon et peuvent rendre des services. Nous n'en décrirons aucun de cette catégorie, d'autant plus qu'il est aisé de se rendre compte en un seul coup d'œil des qualités et des défauts de chacun.

que l'on coiffe d'un morceau de mousseline fixée au goulot ; ou ceux qui se composent d'une petite bouteille sur le goulot de laquelle on adapte une sorte d'entonnoir renversé en caoutchouc, dont l'ouverture serait tournée vers le haut. Tous ces instruments demandent à être entretenus dans un grand état de propreté.

Il est des circonstances où l'allaitement artificiel, quoique mauvais en principe, serait susceptible de rendre de réels services, mais à la condition d'être bien pratiqué. Personne n'ignore que de nos jours, dans les grands centres de population, l'allaitement maternel tombe de plus en plus en désuétude, et qu'un grand nombre de mères éludent, sous toutes sortes de prétextes, leurs premiers devoirs vis-à-vis leurs enfants en les envoyant nourrir à la campagne, malgré l'effroyable mortalité qui les y décime. Il semblerait possible de conjurer le mal, au moins dans une certaine mesure, en créant à proximité des grandes villes de vastes asiles annexés à des laiteries et placés sous la direction *effective* de médecins compétents, où l'allaitement artificiel serait pratiqué dans les meilleures conditions possible. — Il est selon nous à regretter que l'Académie de Médecine ait en quelque sorte condamné en principe cette institution dont l'idée avait été soumise à son examen par le Conseil municipal de Paris. Comme pis-aller, et en présence des tristes résultats de l'*industrie nourricière* dans les campagnes, elle eût pu rendre des services jusqu'au jour, certainement encore éloigné, où auront été vraiment *réalisées* toutes les réformes auxquelles tendent les divers règlements et lois récemment édictés sur la protection des enfants en nourrice.

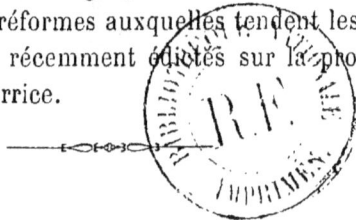

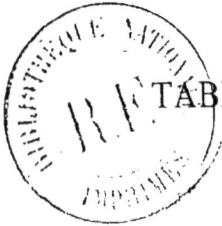

TABLE DES MATIÈRES

Bordeaux. — Imp. G. Gounouilhou, rue Guiraude, 11.

312

www.ingramcontent.com/pod-product-compliance
Lightning Source LLC
Chambersburg PA
CBHW071350200326
41520CB00013B/3173